A LIFE OF HAPPINESS

Erziehung neu denken

Praxistipps für dich & dein Kind
vor, während und nach der Schwangerschaft

Zur Autorin:

- Name: Stefanie Baum
- Geboren: 1986 in Mutlangen
- Wohnort: Bietigheim-Bissingen
- Familienstand: Verheiratet
- Kinder: 2 im Alter von 2 und 4 Jahren
- Fachabitur: 2006, Schwäbisch Gmünd
- Ausbildung zur Bankkauffrau: 2003 – 2006, Schwäbisch Gmünd
- Studium Tourism & Travel Management: 2008 - 2012 Fachhochschule, Worms
- Ausbildung zum Kinder- und Jugendcoach: 2015 Institut für Potenzialentfaltung, Münster
- Ausbildung zur Erziehungs- und Entwicklungsberaterin: 2013 - 2016 Impulse e.V, Wuppertal
- Ausbildung zum zert. Schlafcoach für Babys und Kleinkinder: 2022 Mein Baby Schlafcoaching, Murnau

Website: www.a-life-of-happiness.de

Folge mir auf Instagram: @babyschlaf_einfach

A LIFE OF HAPPINESS

Erziehung neu denken

Praxistipps für dich & dein Kind
vor, während und nach der Schwangerschaft

Stefanie Baum

© 2023 Stefanie Baum

Herstellung und Verlag:

BoD – Books on Demand, Norderstedt

ISBN: 9783757829285

Bibliografische Information der Deutschen Nationalbibliothek: Die Deutsche Nationalbibliothek verzeichnet diese Publikation in der Deutschen Nationalbibliografie; detaillierte bibliografische Daten sind im Internet über dnb.dnb.de abrufbar.

INHALTSVERZEICHNIS

KAPITAL 4

1 Du bist der Schlüssel zu deinem Familienglück

Kinder brauchen eine helfende Hand!

Unsere Gesellschaft befindet sich in einem ständigen Wandel, sodass Gefühle von Sicherheit und Geborgenheit immer wichtiger werden. Auch bei der Kinderziehung stoßen viele Eltern immer mehr an ihre Grenze, da heutzutage viele Themen bewältigt werden müssen. Gerade im Bereich Erziehung scheint vieles nicht kontrollierbar zu sein, was das Sicherheitsgefühl schwinden lässt. Da mir Kinder sehr am Herzen liegen, möchte ich dir mit diesem Buch aufzeigen welche Möglichkeiten du selbst hast, um dir und deinen Kindern eine erfreuliche Zukunft zu gestalten und wie du die Erziehung und deine Sichtweise auf das Leben erleichtern kannst.

Seit fast 17 Jahren beschäftige ich mich bereits mit der Kinder- und Erwachsenenpsychologie und habe mich gefragt, was Kinder zu dem macht was sie sind und wie sie sich bis ins hohe Erwachsenenalter entwickeln. Ich suchte nach Faktoren, welche für die Kindererziehung eine entscheidende Rolle spielen und wie viel davon der Elternteil selbst beeinflussen kann. Viele Eltern fragen sich vielleicht, warum ihr Kind anders ist und in gewissen Lebensbereichen Probleme hat und was sie vielleicht besser machen können, damit ein harmonisches Familienleben ermöglicht werden kann. Eltern sind hierbei der wichtigste Schlüssel, um den Grundstein für eine gesunde psychische Entwicklung des Kindes zu legen.

KAPITEL 2

2 Wie wir das Glück unserer Kinder in der Erziehung beeinflussen

2.1 Was ein Kind sein Leben lang prägt

Kinder werden hauptsächlich durch ihre Eltern oder nahestehenden Bezugspersonen konditioniert und somit geprägt. Von Generation zu Generation werden oftmals die gleichen Muster und Verhaltensweisen übertragen. Hierbei gibt es sowohl positive als auch weniger positive Charaktereigenschaften oder Handlungsweisen.Wir wollen womöglich anders sein als unsere eigenen Eltern und vieles umgekehrt machen, um unseren Kindern eine bessere Zukunft zu ermöglichen. Jedoch ehe man sich versieht, handelt man wie der eigene Vater oder die eigene Mutter. Somit überträgt sich von Generation zu Generation dasselbe Verhaltensmuster. Hiermit möchte ich auf Verhaltensmuster hindeuten, die nicht positiv für uns sind. Es gibt nur eine Möglichkeit diesen Kreislauf zu durchbrechen und zwar bei sich selbst zu beginnen und sich den eigenen Prägungen zu stellen. Wenn wir die Prägungen aus der Kindheit bearbeiten und somit unsere Verhaltensweisen ändern, können wir eine „neue" Generation erschaffen und lösen alte vorhandene Familienmuster ab. Du darfst dir bewusst machen, wer du in Wahrheit bist und das Leben leben, das du dir verdient hast. Ohne Eltern bzw. Bezugspersonen können es Kinder kaum schaffen zu erkennen welcher der richtige Weg für sie ist, da diese eine Vorbildfunktion haben und

Kinder von ihnen lernen. Erst im Erwachsenenalter sind sie auf sich selbst gestellt und zehren von der Erziehung in ihrer Kindheit. Wenn die Kindheit positiv geprägt wurde, dann kann der heutige Erwachsene viel einfacher durchs Leben gehen und braucht nicht seine ganze Kindheit psychologisch betrachtet im Erwachsenenalter aufarbeiten.

Wir dürfen unsere Kinder an die Hand nehmen und versuchen uns und sie zu verstehen, um ihnen einen nährenden Boden für ihre Entwicklung zu geben und sie zu glücklichen Erwachsenen heranreifen zu lassen.

2.1.1 Der Beginn der Prägung

Um zu verstehen wo unsere Prägungen entstehen, sollten wir erstmal die unterschiedlichen Arten von Ängsten kennenlernen:

Die Urangst

In der Frühzeit unserer Entwicklungsgeschichte, als der Mensch noch in der freien Natur lebte, war die Angst eine äußerst notwendige Reaktion, die das Überleben sicherte. Das Gefühl „Angst" diente sozusagen als Alarmsignal für den Körper, der sich dann auf nötige Reaktionen wie Flucht oder Kampf einstellen konnte, z.B. bei der Begegnung mit wilden Tieren oder feindlichen Stämmen. Jeder Mensch erlebt immer wieder Angst, genauso wie z.B. Wut, Freude oder Traurigkeit. Es handelt sich um Ängste wie Nervosität vor einer Matheprüfung oder die Angst, sobald ein Kind das erste Mal ohne Schwimmflügel ins Wasser geht. Das alles sind ganz normale Angstreaktionen, die in Situationen auftreten, die als bedrohlich, ungewiss und unkontrollierbar empfunden werden.

Angst heute

Ängste gab es immer - die Angst gehört zu den Urinstinkten des Menschen. Doch erst in unserer modernen Gesellschaft scheint dieser natürliche Trieb „aus dem Ruder" zu laufen und sich sogar ins Krankhafte zu entwickeln. Die Erwartungen und Anforderungen an den Einzelnen werden immer höher, Verlässlichkeit und Sicherheit nehmen ab. Bei einer Angststörung wird jene Angst, die uns eigentlich vor drohenden Gefahren schützen soll, in falsche Bahnen geleitet, indem sie uns zu Flucht oder Kampfbereitschaft bewegt. Krankhafte Ängste sind erhöhte Steigerungen bei einer an und für sich normalen biologischen Reaktion, die aufgrund einer verzerrten Wahrnehmung entstehen. Leidet ein Mensch über einen längeren Zeitraum unter permanenter Anspannung, wird er auch schon in einer vergleichsweise „harmlosen" Belastungssituation mit Angst und Sorge reagieren. Werden Bedürfnisse über einen längeren Zeitraum nicht befriedigt oder erfüllt, gerät der Mensch in einen Spannungszustand. Eigene Bedürfnisse, die unterdrückt oder erst gar nicht wahrgenommen werden, sind die Hauptursache bei Angstpatienten. Verdrängte Wünsche und Gefühle sowie Konflikte, die nicht ausgelebt wurden, können sichin Form von Angst ausdrücken, da sie sich im Unterbewusstsein zu einem emotionalen „Boomerang" entwickeln.

10

Darüber hinaus gibt es das erlernte Verhalten im Eltern-
haus, bei dem ein Kind bestimmte Verhaltensweisen nach-
ahmt. Reagiert die Mutter beispielsweise übertrieben ängstlich, so ist die Schlussfolgerung aus diesem Verhalten, dass
das Kind generell ängstlicher wird. In ein und derselben Familie kann es laut Studien zur Häufung von Angstkrank-
heiten kommen. Jedoch kommt es häufiger zu dem Aus-
bruch einer Angststörung, wenn starke Belastungen wie
Stress und Überarbeitung zusammen mit anderen Faktoren
aufeinander treffen.

2.1.2 Eine Erziehung von Herzen

Mit dem Begriff „A LIFE OF HAPPINESS" könnte man
auch das Wort der hawaiianischen Kultur „ALOHA" gleich
setzen, da das Wort „ALOHA" unter anderem Liebe
bedeutet. Liebe ist furchtlos und vertraut. Das Urvertrauen
ist der Grundstein in unserem Leben. Wenn wir dieses
Urvertrauen gut ausgebildet haben, was wiederum in der
Erziehung entsteht, vertrauen wir uns, dem Leben und
einer Kraft, die größer ist als wir. Wenn wir das in uns
spüren, dann können wir alles im Leben schaffen und
erreichen. Nicht jeder hat dieses Urvertrauen so einfach
geschenkt bekommen, da dies auch hier von Generation zu
Generation oft weitergegeben und Ängste geschürt
wurden. Wenn du in deiner Erziehung anders sein und
deine eigene Identität ausleben möchtest, dann beginne
damit deine Intuition wirken zu lassen. Das Vertrauen und
die Liebe in deinem Herzen zeigen dir den richtigen Weg.
Du spürst was gut für dich und dein Kind ist. Dabei heißt
es auch nicht immer das zu tun, was vielleicht andere

Mütter oder Väter üblicherweise tun. Denke daran, dass du nur beeinflussbar bist, wenn du nicht in deiner Mitte ruhst. Heutzutage sind wir so sehr durch die Medien und die Gesellschaft manipulierbar, dass wir unseren wahren Kern, unser inneres „ICH" einfach vergessen und nicht zuhören was es uns sagt. Deshalb ist hier der erste Schritt zu reflektieren „Wer bin ich?" und „Was möchte ich in meiner Erziehung und in meinem eigenen Leben erreichen?". Wir haben je Kind nur einmal die Gelegenheit alles „richtig" zu machen. Hier ist jedes Gefühl und Handeln von Beginn der Zeugung an wichtig, da auch hier das Kind die Grundlagen für seine persönliche Zukunft entwickelt. Viele Erziehungsmaßnahmen erfolgen oft durch Unwissenheit bzw. Unsicherheit. Dies möchte ich hiermit ausräumen, sodass du die Chance bekommst die für dich "richtige" Erziehung aus vollem Herzen heraus anzuwenden. Denke immer daran: Es ist DEIN Leben und DEINE Erziehung! Höre auf dich und dein Herz! Vertraue diesem Gefühl und gehe deinen ganz persönlichen Weg! Die Liebe wird immer siegen!

2.1.2.1 Reflektion

Um den Ursprung deines „Ichs" und deiner Erziehung herauszufinden, darfst du dich zunächst fragen, ob du genau in diesem Moment in deiner persönlichen Mitte ruhst. Balance ist immer die beste Voraussetzung, um gestärkt seine eigenen Ziele zu verfolgen. Durch die innere Ausgeglichenheit spürt man viel stärker die Liebe zu sich selbst, seine eigenen Werte, Ziele und Träume, den Optimismus alles zu schaffen und sein Vertrauen zu sich selbst und dem Leben. Erkenne, welche Prägungen du übernommen hast und welche du nicht mehr weiterführen möchtest! Erkenne, was dir wichtig ist und wie deine Zukunft sein soll! Auch ich verstehe, dass wir nicht so einfach jede entstandene Prägung „löschen" können. Dazu haben wir über viel zu viele Jahre hinweg vielleicht dasselbe Muster gelebt. Aber ich darf dir eines sagen: Nichts ist für immer, wenn du es nicht möchtest! Du entscheidest selbst über dein Leben und kannst es jederzeit ändern, wenn du willst! Oft ist es eine Trainingssache, die sich über einen gewissen Zeitraum ziehen kann, um alte Muster loslassen zu können. Je früher du damit beginnst, desto schneller bekommst du das Leben, welches du dir immer erträumt hast!

2.1.2.2 Bindungsstil

Bindung ist einer der wichtigsten Grundlagen für die emotionale Entwicklung der Eltern an den Säugling. Dies ist die Grundvoraussetzung für eine gelingende Entwicklung deines Kindes. Ein Kind erlebt die Beziehung zu den Eltern und der Gemeinschaft als positiv, wenn es eine starke, qualitativ gute Beziehung zwischen den Eltern und dem Kind gibt. Diese wird durch viel Nähe, wenig Trennung sowie feinfühliges Eingehen auf das Kind ermöglicht.
Die verschiedenen Bindungsstile ermöglichen dir herauszufinden, wo du aktuell mit deinem Bindungsaufbau stehst und welchen Bindungsstil du vielleicht in Zukunft anwenden möchtest.

Ängstlich-vermeidender Bindungsstil

Hier zeigen die Eltern bzw. Bezugspersonen dem Kind wenig Interesse, verhalten sich abweisend und suchen keine körperliche und emotionale Nähe. Zudem wird bei diesem Bindungsstil auf die Bedürfnisse des Kindes nicht eingegangen. Obwohl das Kind gegenüber dem Verhalten der Eltern Gleichgültigkeit zeigt, werden innerlich deutliche Stresssymptome erzeugt. Wenn es beispielsweise zu einer Trennung einer Bezugsperson gekommen ist und diese wieder kommt, dann wendet sich das Kind der Bezugsperson eher ab. Kinder mit diesem Bindungsstil haben meist kein gutes Selbstwertgefühl entwickelt und zeigen wenige Gefühle.

Ambivalent-unsicherer Bindungsstil

Bei diesem Bindungsstil ist das Fürsorgeverhalten der Eltern bzw. Bezugspersonen nicht vorhersehbar und gut einzuschätzen. Da das Kind das Verhalten der Bezugsperson nicht einstufen kann, reagiert es oft unsicher, ängstlich und wütend. Wenn es zu einer Trennung zwischen dem Elternteil und dem Kind kommt, indem die Bezugsperson z.B. aus dem Raum geht, zeigt das Kind ein starkes Bindungsverhalten, das mit Stress verbunden ist. Hierbei lässt sich das Kind nicht beruhigen. Sobald der Elternteil jedoch zurückkehrt, kann das Kind diesem gegenüber auch Ärger zeigen. Das Kind entwickelt hierbei wenig oder kein Selbstwertgefühl und zeigt sich ängstlich bei der Erkundung seiner Umwelt.

Desorganisierter Bindungsstil

Hier zeigen die Eltern bzw. Bezugspersonen ein angstma-
chendes Verhalten gegenüber dem Kind auf, was bis zur
Vernachlässigung führen kann. Das Kind entwickelt hierbei
oft wenig oder kein Selbstwertgefühl in Verbindung mit einem schwierigen Verhalten wie beispielsweise eine auffäl-
lige Mimik. Für das Kind stellen die Bezugspersonen keine
sichere Basis dar. Wenn sich eine Bezugsperson trennt und
wieder zurückkommt, dann weist das Kind ein wider-
sprüchliches Verhalten auf. Auf der einen Seite sucht das
Kind zum Beispiel die Nähe der Bezugsperson und schreit
bei der Trennung. Wiederum weist das Kind auf der anderen Seite bei der Zusammenkunft ein abweisendes Verhalten auf.

Sicherer Bindungsstil

Beim sicheren Bindungsstil weisen die Bezugspersonen ein
feinfühliges, emotional und körperlich positives Fürsorgeverhalten gegenüber dem Kind auf, das mit einer Freude
und positiven Grundeinstellung gekennzeichnet ist. Das
Kind fühlt sich sicher und entwickelt somit ein positives
Selbstwertgefühl. Bei der Trennung einer Bezugsperson
zeigt das Kind ein Bindungsverhalten auf, jedoch führt dieses zu keinem größeren Problem, da die Basis gefestigt ist.
Hier ist das Kind leicht zu beruhigen, wenn die Bezugsperson wieder zurückkommt. Bei belastenden und schwierigen Situationen weiß das Kind, dass es zu seiner Bezugsperson zurückkehren kann.

Allgemein zu sagen ist, dass sich die Mehrheit aller Menschen in die Kategorie „sichere" Bindung oder „unsichere" Bindung einteilen lässt. Forschungsergebnisseaus den USA zeigen, dass ca. 55% sicher und ca. 45% der Menschen unsicher gebunden sind. Diese unterschiedlichen Bindungsstile resultieren hauptsächlich aus den gemachten Erfahrungen in der Kindheit. Hieran erkennt man wie wichtig eine sichere Bindung ist. Du kannst mit deiner Familie zu den Menschen gehören, die sicher gebunden sind, wenn du etwas dafür tust und an dir und deiner Erziehung arbeitest.

Beispiel Entstehung Bindungsstil

Es handelt sich hier um eine Ausgangssituation, bei der ein Baby weint. Die Mutter des Babys hält deshalb das Baby auf dem Arm und singt. Hierbei ist die Mutter etwas angespannt, da sie sich gerade mit dem Vater ihres Kindes gestritten hat. Zudem fühlt sie sich ausgelaugt, da sie wegen des Babys letzte Nacht fast die ganze Zeit auf den Beinen war. Die Mutter hat darüber hinaus Angst, dass sich das Baby nicht beruhigen lässt und sie wieder in der Nacht keinen Schlaf bekommt. Während des Wiegens in ihrem Arm und dem Singen kommen bei der Mutter noch andere Gefühle und Gedanken hoch. Sie wünscht sich, dass das Baby endlich aufhört zu schreien, da sie einfach nichts mehr leisten kann und völlig kaputt ist. Obwohl sie eine gute Mutter sein möchte, weiß sie nicht wie sie das umsetzen soll. Die Mutter fühlt sich hilflos, da sie nicht einmal aus ihrer Sicht ein schreiendes Baby beruhigen kann. Bei Müttern werden oft in diesen Situationen implizierte Erinnerungen hervorgerufen, die sie auf ihre eigene Kindheit beziehen, als diese noch Babys waren. Sie spürten unbewusst die Anspannung ihrer eigenen Mutter und wie ungeduldig diese jeweils mit ihnen als Babys waren. Zudem kommt in dieser Situation sogar ihr eigener Bindungsstil zum Tragen mit der Vorstellung, dass sie als Mutter alles gut machen muss, damit andere sie auch mögen. Hier merkt die Mutter gar nicht, was in ihrem Unterbewusstsein vor sich geht, wie angespannt ihr Arm ist, dass ihr Herzschlag schneller wird und dass ihre Gefühle sich inihrem Gesicht widerspiegeln. Jedoch merkt das Baby auf dem Arm genau, wieder Tonfall und die Körpersprache ist und welche emotionalen Signale die Mutter aussendet, da dieses außerordentlich sensibel ist. Das Baby deutet diese Signale und möchte natürlich, dass es in dieser Situation getröstet und gedrückt wird. Das Singen und im Arm gehalten werden empfindet das Baby positiv, jedoch spürt es gleichzeitig, dass noch Gefühle wie Wut, Anspannung und Ängste bei der Mutter vorhanden sind. Hier entsteht dann die erste implizierte Erinnerung. Wenn das Baby weint und es dabei gehalten wird, ist das verwirrend und ein bisschen besorgniserregend für das Baby. Da das Baby hier nicht von den Eltern weglaufen kann und nicht weiß, was es mit den Informationen anfangen soll, überlegt sich das Baby größtenteils unbewusst, welche Muster im Zusammenleben mit seinen Eltern funktionieren und wie es damit umgehen kann. Auf diese Weise entsteht ein Bindungsstil. Je nachdem welche Bindung man als Kind erfahren hat, läuft ein Prozess im Gehirn ab, bei dem das Gehirn ununterbrochen seine Lage auf Gefahr oder Sicherheit untersucht. Wenn das Gehirn feststellt, dass eine bestimmte Situation sicher und gut ist, wird der Körper einen Teil seines Nervensystems, das parasympathische Nervensystem, so regulieren, dass die Person entspannt, offen, flexibel und mit ihrer Umwelt und Mitmenschen in Verbindung ist. In diesem Moment kann die Person abschalten und alles einfach nur wahrnehmen. Wenn jedoch das Gehirn der Ansicht ist, dass die Situation unsicher und potenziell gefährlich oder schmerzhaft ist, dann aktiviert es einen anderen Teil seines Nervensystems, nämlich das sympathische Nervensystem. Hier heißt es dann kämpfen oder flüchten.

Beispiel Auswirkungen unsicherer Bindung

Perfektionistisch geprägte Menschen sind unsicher gebunden. Perfektionismus stellt nämlich eine gewisse Abwehrstrategie dar und lässt die Menschen im Glauben dieser würde sie schützen. Allerdings hält der Perfektionismus davon ab wirklich wahrgenommen zu werden. Im Kern geht es hierbei um den Versuch Bestätigung zu erhalten. In der Kindheit wurden viele Perfektionisten für ihre Leistungen und Erfolge gelobt. Deshalb ist der Perfektionismus nach außen gerichtet. Hier stellen sich die betroffenen Personen die Frage, was andere zum Beispiel denken werden und verbiegen sich dadurch automatisch. Die Forschung jedoch belegt, dass Perfektionismus die Leistung bzw. den Erfolg beeinträchtigt. Perfektionismus steht in Wechselwirkung zu Ängstlichkeit, Depression, Sucht, innerer Lähmung sowie verpassten Chancen. Die Angst zu versagen, Fehler zu machen oder anderen Menschen nicht gerecht zu werden entsteht durch den Perfektionismus. Der Perfektionist denkt, wenn er perfekt aussieht und alles perfekt macht, kann er die schmerzbesetzten Gefühle von Scham, Beurteilung und Tadel minimieren oder vermeiden. Ihm geht es eher darum, wie er wahrgenommen wird, als um seine innere Motivation. Der Beginn den Perfektionismus abzulegen erfolgt durch Schamresilienz, Selbstmitgefühl und dem Bekenntnis zur eigenen Geschichte. Damit wir die Wahrheit darüber zulassen, wer wir sind, woher wir kommen, was wir glauben und wie unvollkommen unser Leben ist, müssen wir bereit sein innezuhalten und die Schrammen, Risse und die Schönheit unserer Kratzer akzeptieren. Darüber hinaus sollten wir sanfter und freundlicher zu uns selbst und anderen werden, mit uns genauso reden, wie wir mit jemand anderem sprechen, der uns am Herzen liegt.

2.1.2.3 Erziehungsstil

Zu einer guten Erziehung, gehört ebenso der Erziehungsstil, den es zu reflektieren gilt:

Der Erziehungsstil ist die Verhaltenstendenz von Erziehungspersonen, in erziehungsthematischen Situationen auf Verhaltensweisen von Kindern zu reagieren. Somit stellt der Erziehungsstil ein Muster von Erziehungsmaßnahmen dar. Die Persönlichkeit der Eltern, die Qualität der Partnerbeziehung, die finanzielle Situation in der Familie, das soziale Netz sowie die kindliche Persönlichkeit beeinflussen den Erziehungsstil. Es gibt vier Erziehungsstile wie der autoritäre, laissez-faire, permissiver und autoritative Erziehungsstil.

Autoritärer Erziehungsstil

Beim autoritären Erziehungsstil zeigen die Erziehungspersonen keine oder kaum Gefühle dem Kind gegenüber, bringen diesem keine Wärme entgegen und schenken dem Kind kaum Zärtlichkeiten. Hier gibt es starre Regeln, eine starke Kontrolle und die Gehorsamkeit wird gefördert. Es werden Zwangsmaßnahmen angewendet, wenn das Kind von der Norm abweicht. Weiterhin gibt es bei diesem Erziehungsstil die Hierarchie, dass erst die Eltern kommen und dann das Kind, was wiederum dazu führt, dass es für beide Parteien unterschiedliche Rechte gibt. Hier spielen konventionelle Werte wie Arbeit, Tradition und Respekt eine wesentliche Rolle.

Laissez-faire Erziehungsstil

Große elterliche Wärme und bedingungslose Wertschätzung aller Handlungen des Kindes zeichnen diesen Erziehungsstil aus. Hierbei erfolgt keine Kontrolle der Handlungen des Kindes, sowie dessen kindlicher Impulse. Dem Kind wird alles erlaubt und keine Grenzen gesetzt. Die Eltern vermitteln dem Kind darüber hinaus keine eigenen Standpunkte und Erklärungen. Weiterhin wird das Kind bei all seinen Aktivitäten gefördert und die Erziehungspersonen geben dem Kind keine Werte vor.

Permissiver Erziehungsstil

Den permissiven Erziehungsstil erkennt man an der „Gefühlskälte" sowie Interessenlosigkeit der Erziehungsberechtigten. Hier sind die Eltern oft mit anderen Aufgaben wie Beruf, Freunde, etc. beschäftigt, bei denen die Kinder dann eine nebensächliche Rolle spielen. Das Kind ist dem Erziehungsberechtigten oft gleichgültig. Weiterhin gibt es nur eine geringe Kontrolle sowie Forderungen der Eltern dem Kind gegenüber.

Autoritativer Erziehungsstil

Bei diesem Erziehungsstil drücken die Eltern Wärme und Gefühle dem Kind gegenüber aus. Zärtlichkeit wird gezeigt und es wird dem Kind das Gefühl vermittelt wertgeschätzt zu werden. Die Erziehungspersonen stellen hohe Forderungen an das Kind, jedoch erklären diese gleichzeitig die Entscheidungen bzw. Bitten. Hier gibt es desweiteren sogenannte Konsequenzstrafen, was heißt, dass das Kind vorab über die Folgen informiert worden ist, wenn es gegen eine Regel verstößt. Weiterhin wird die Eigenständigkeit des Kindes von den Erziehungsberechtigten gefördert und es herrscht eine gute Kooperation zwischen den Eltern und dem Kind. Soziale Werte und Werte der persönlichen Freiheit werden dem Kind darüber hinaus vermittelt.

2.1.2.4 Beispiel Auflösung einer Prägung

Eine Frau erlebte am häufigsten in ihren Beziehungen die Wahrnehmung von Gefahr, negativer Gedanken sowie einer andauernden Stressbelastung ihres Körpers. Ihr Körper und Gehirn neigten deshalb dazu auf diesen „Bahnen" fortzufahren, da sie es bereits gewöhnt waren. Aufgrund dieser Tatsache wurden die neuronalen „Bahnen" im Gehirn weiterhin erweitert und ausgebaut. Diese Frau entschied sich acht Wochen lang zu meditieren. Nach zwei Monaten entdeckte man bereits Veränderungen in den Arealen ihres Gehirns, die am Lern- und Erinnerungsprozess, bei der Regulierung der Emotionen, der selbstbezogenen Informationsverarbeitung und beim Begreifen der Standpunkte anderer beteiligt sind. Aufgrund der wiederholten Praxis scheinen die Gehirne dieser Meditierenden eine dickere Bahn durch den Körper zum limbischen Gehirn und durch den Inselcortex entwickelt zu haben, weshalb sie Informationen präziser wahrnehmen können. Der Inselcortex scheint entlang dieser Bahnenin einer besser vernetzten Lage zu sein, um den höheren Gehirnschichten Informationen senden zu können. Somit kommen weitaus weniger Kurzschlussreaktionen beim Finden einer adäquaten Antwort zustande. Die Entscheidung, wie zu reagieren ist, wird dann über den Inselcortex zurück zum Körper geleitet. Auf diese Weise erhält das limbische Gehirn beruhigende Informationen und schüttet weniger Stresshormone aus. Die Atmung dieser Frau verlief langsamer und gleichmäßiger, als sie mit ihren täglichen Meditationssitzungen begann. Daraufhin schlug auch ihr Herzlangsamer und gleichmäßiger.

Ihrem limbischen Gehirn wurden all diese Körperinformationen übermittelt. Diese Botschaft von Sicherheit brachte ihr Gehirn dazu ihren Körper insgesamt zu beruhigen. Die Frau war sich ihres Körpers bewusster, als sie in Ruhe war. Ihren Körper erlebte sie nicht mehr ausschließlich als angespannte und gestresste Hülle. Zum Hier und Jetzt brachte sie ihre Aufmerksamkeit zurück und schenkte damit sich und ihrem Gehirn zusätzliche Erfahrungen in der Wahrnehmung des gegenwärtigen Augenblicks, statt darüber nachzudenken, was als Nächstes passieren könnte oder über das nachzudenken, was bereits geschehen war. Ohne unmittelbar darauf zu reagieren, erlebte diese Frau ihre Gefühle. Als die Frau sich wieder einmal in ihren Gedanken verlor, machte sie sanft von ihrer Fähigkeit Gebrauch dies zu registrieren, um sich dann wieder dem gegenwärtigen Augenblick zuzuwenden. Sie gewöhnte sich daran gut zu sich selbst zu sein, wenn ihre Gedanken umherschweiften, um dann wieder sanft fortzufahren. Nur fünf Minuten am Stück meditierte die Frau zu Beginn und dies tat sie praktisch jeden Tag. Als ein paar Wochen vergangen waren, bemerkte sie, dass sie länger meditierte ohne sich dessen bewusst zu sein. Auch auf der Arbeitsstelle bemerkte sie, dass sie bei der Arbeit weniger angespannt war und auf die Meckereien ihres Chefs weniger stark reagierte. Darüber hinaus schmerzten ihre Schultern nicht mehr so stark. Ihr Freund stellte ebenso fest, dass sie nicht mehr so gereizt auf die kleinste Bemerkung reagierte. Der Frau fiel es hingegen auf, dass sich ihr Freund mehr zugewandt hatte. Sie bestätigte, dass es sich nun angenehmer anfühlte mit ihm zusammen zu sein und hatte seltener diese Kopfschmerzen vor

Verabredungen. Ihr Körper war entspannter und sie freute sich sogar auf die gemeinsame Zeit mit ihrem Freund.

Dies zeigt uns, dass du als Mama oder Papa zunächst damit beginnen kannst jeden Tag für ein paar Minuten zu meditieren und deinen Atem zu beobachten. Hierbei kannst du parallel damit anfangen dir in dieser Ruhe vorzustellen, welche Träume du verwirklichen möchtest und dir ausmalen, wie deine familiäre Situation sein soll bzw. wie glücklich du dabei bist. Wenn du jetzt vielleicht sagst, dass du dafür täglich keine Zeit findest, dann versuche es auf dem Weg zur Arbeit als Gehmeditation oder gedanklich im Auto oder in der Bahn. Wenn du mit deinem Baby zuhause bist und es schläft, dann nutze die Gelegenheit dir ein paar Minuten für eine Meditation Zeit zu nehmen.

2.2 Was uns unsere Kinder zeigen wollen

Unsere Kinder halten uns, wenn auch nicht bewusst, einen Spiegel vor, wer wir in Wahrheit sind. Warum entdeckst du vielleicht sovieles in deinem Kind, dass dich selbst auch ausmacht? Nichts ist Zufall und das Verhalten deines Kindes ebenso wenig. Du musst dir einfach überlegen, dass du letztendlich das Vorbild für dein Kind bist. Genau von dir lernt es seine Umgangsformen, wie sehr das Kind seine Gefühle offen zeigt oder wie sozial ein Kind ist. Das sind nur einige Beispiele von Vielen. Andere Verhaltensweisen deuten womöglich auf deine vorhandenen oder nicht vorhandenen Regeln in der Erziehung hin. Es gibt vieles in der Erziehung, was man auf das aktuelle Verhalten eines

24

Kindes schließen kann. Fühle dich in die Situation des Kindes ein und sei empathisch. Warum rebelliert dein Kind oder warum ist es vielleicht so traurig? Vieles können wir durch unsere Intuition spüren. Dieses Bauchgefühl brauchen wir in der Erziehung umso mehr, da du deiner Intuition vertrauen kannst. Wenn du manches nicht fühlen kannst, dann frage einfach dein Kind, was es gerade beschäftigt. Wenn es noch nicht reden kann, dann schaue vielleicht mehr auf dich selbst. Wo bist du vielleicht im Ungleichgewicht? Was könnte dein Baby/Kind dir sagen wollen? Alle Zeichen, die aus unserer Warte heraus nicht positiv sind, sollen uns etwas zeigen. Es steckt eine Botschaft dahinter, die wir deuten sollen. Wenn wir sie verstanden und daran gearbeitet haben, dann löst sich das Thema wie von selbst auf.

2.2.1 Mein Kind ist mein Spiegelbild

Frage dich: Was genau spiegelt mir mein Kind wider? Meinen gestressten Tag? Meine Unzufriedenheit? Sieh genau hin! Dein Kind möchte dir damit etwas sagen. Auch hier gilt wieder die Regel: Suche erst bei dir die Antworten! Du hast zwar ein eigenes Leben, jedoch hält dir dein Kind auch damit deine eigene Kindheit als Spiegel vor. In diesem Lebensabschnitt, wenn wir Eltern sind, verändert sich nicht nur einiges, sondern du wirst sicherlich mehr als je zuvor mit deiner eigenen Kindheit und den dazugehörigen Erinnerungen und Prägungen konfrontiert.

2.2.2 Die eigene Kindheit als Schlüssel

Hier darfst du dich fragen: Wer bin ich bzw. wer war ich? Wir können nie vor unseren Prägungen weglaufen, da sie tief im Unterbewusstsein verankert sind. Aber eines kannst du machen: Nutze die Chance als Mama oder Papa den vorgesetzten „Spiegel" durch dein Kind genauer anzusehen und befreie dich aus diesem Hamsterrad der Vergangenheit! Denn nichts ist schöner sich durch die neu geschaffene Familie eine innere neue Identität anzulegen. Jetzt bestimmst du, wie du dein Kind erziehen möchtest und was du für liebevollen Eigenschaften an deine Kinder weitergibst. Welches Leben möchtest du leben? Dein Kind kann dir so sehr bei deiner persönlichen Entwicklung helfen! Lass es zu und entscheide dich diesen neuen Schritt zu wählen und zu lernen. Du wirst erstaunt sein, wieviel Neues du an dir entdecken und vielleicht auch lieben lernen wirst. Es ist niemals zu spät, und als eigene kleine Familie können wir wirklich auf Neuanfang gehen.

Drücke den Resetbutton für dein Leben!

2.3 Elternglück = Kinderglück = Familienglück

2.3.1 Was mich persönlich glücklich macht

In dir liegt die Kraft für die Veränderung! Je mehr du in dir ruhst, dich liebst und Harmonie in dir spürst, desto mehr strahlst du eine gewisse Aura der Zufriedenheit und Glückseligkeit aus und ziehst wunderbare Menschen und Ereignisse in dein Leben. Dein Umfeld und die eigene Verhaltensweise fangen an sich zu verändern. Im Leben ist wirklich alles möglich, wenn du selbst die Veränderung bist, die du dir wünschst. Hierzu solltest du zunächst herausfinden, was dich ganz persönlich glücklich macht. Fühle in dich und dein Herz hinein und höre gut zu! Es kann sein, dass dein Verstand genau in diesem Augenblick dir einen Strich durch die Rechnung machen möchte, indem er versucht, die Träume und Wünsche durch alte Erinnerungen zu blockieren. Genau an dieser Stelle kommt sehr oft die eigene Prägung zum Tragen. Vielleicht waren unsere Reaktionen bei dieser Fragestellung schon immer gleich, sodass wir unsere Wünsche nicht zugelassen haben, da wir oder genauer gesagt unser Verstand, es nicht für möglich hielt diese Wünsche in die Realität umzusetzen. Aber was ist, wenn dein Herz dir sagt, dass das, was du empfindest und dir wünschst, sich richtig anfühlt? Wollen wir wirklich, dass unser Verstand und somit unsere Prägungen die Ausrichtung für den Rest unseres Leben übernehmen? Ich denke, das möchte keiner! Deshalb ist es wichtig erstmal zu wissen, was mich glücklich macht, um Schritt für Schritt die ersten Veränderungen vorzunehmen. Selbst wenn sich der

Verstand immer wieder bei der Umsetzung meldet, ist es wichtig in solchen Situationen bei sich zu bleiben, zu meditieren und sich immer wieder im Geiste auszumalen wie es sich anfühlt, wenn man sein Ziel erreicht hat. Wenn es dein Herzenswunsch ist und du fest daran glaubst, dann geht dein Wunsch irgendwann in Erfüllung! Wir alle haben eine tolle Intuition, und dieser dürfen wir vertrauen und unseren Weg verfolgen. Du wirst merken, wenn du glücklich bist, dann sind es auch deine Kinder. Das bedeutet wiederum, dass ihr als Familie glücklich seid. Ihr braucht keine Kopie von anderen Familien zu sein, sondern ihr werdet euer eigenes persönliches Familienglück finden. Wir sind nicht hier, um alles über uns ergehen zu lassen oder weil es unsere „Aufgabe" ist – nein, wir sind hier auf Erden um Glück zu empfinden und ein erfülltes Leben voller Liebe zu leben.

2.3.2 Alles beginnt mit Selbstliebe

Unser größtes Gut ist die Liebe – je mehr wir uns nach Innen ausrichten und Frieden sowie Liebe für uns selbst empfinden, desto mehr können wir diese Liebe nach außen tragen und unsere Mitmenschen so lieben und akzeptieren wie sie sind. Erst wenn ich in mir glücklich und voller Liebe bin, kann ich einen Zustand positiv im Außen verändern. Deshalb ist es wichtig am besten täglich die Liebe zu sich selbst zu empfinden, da wir dann in innerer Balance sind und uns von Ereignissen im Außen nicht irritieren oder aus der Ruhe bringen lassen. Unsere eigene Balance wirkt sich auch auf andere, wie zum Beispiel dein Kind, aus. Wenn du selbst entspannt bist und Ruhe empfindest, dann ist es auch dein Kind. Und durch deine Ausgeglichenheit gehst du nicht so schnell auf die „Palme", wenn es mal stürmischer zuhause mit deinen Kindern werden sollte. Es ist wie bei einem Baum mit dem Sprichwort: „Ein Baum mit starken Wurzeln lacht über den Sturm". Und um diese Balance beizubehalten, solltest du sehr gut auf dich achtgeben und dich selbst lieben. Schaue, dass du dir Freiräume schaffst, um zur Ruhe zu kommen und in dich hinein hören kannst. Nimm wahr, worauf dein Fokus und deine Gedanken im Moment liegen und ändere diese und zentriere dich wieder, wenn nötig. Damit kannst du auf Dauer ein harmonisches Leben führen und das erreichen, was du dir für dein Leben vorgestellt hast. Aus meiner persönlichen Erfahrung heraus können wir dies durch eine tägliche Meditation unterstützen, damit wir unseren wahren Kern und unsere Liebe zu uns spüren.

2.3.3 Mein Leben achtsam leben

Hier möchte ich dich dabei aufmerksam machen zu kontrollieren, was du jeden Tag denkst oder aussprichst. Worauf liegt dein Fokus jeden Tag? Auf den Dingen, die nicht laufen oder auf den guten Dingen, die du tagtäglich erlebst? Genau das solltest du bei dir überprüfen! Alles was du denkst oder mit dem du dich beschäftigst, richten den Fokus darauf, was du in deinem Leben anziehst. Möchtest du ein glückliches Leben führen? Dann beobachte dich genau und verändere deine täglichen Verhaltensweisen, wenn diese dir nicht dienlich sind. Wenn du dich auf das Positive konzentrierst und gute Gedanken denkst, dann ziehst du in deinem Umfeld genau das an. Wenn dein Umfeld nicht positiv auf dich reagiert, bist du es vielleicht in diesem Moment auch nicht. Wenn du Ärger, Wut oder Unausgeglichenheit in dir spürst, dann nimmt das dein Umfeld unbewusst wahr. Egal, ob du willst oder nicht. Zum Beispiel kann es dir passieren, dass du von deiner Arbeit als Mutter gestresst, überfordert oder gereizt bist, da du dich zu sehr auf die Dinge konzentrierst, die dich womöglich in Stress versetzen. Starte den Tag lieber, so gut wie nur möglich, mit einem entspannten Ablauf und einem ruhigen Moment für dich selbst. Hier fokussierst du dich auf dein Inneres und achtest auf dich wie du auch auf dein Kind achtest – mit voller Liebe und Hingabe. Denke an deine Wünsche und Träume und fühle es so, als wären sie heute schon Realität! Fühle die Freude, die du bei der Erfüllung spüren würdest. So gehst du jeden Tag mit dir selbst gut um, kümmerst dich um dich und überträgst diesen Schlüssel gleichzeitig auf dein Kind. Wenn du zufrieden bist, ist es auch dein Kind. Deshalb beobachte genau, auf welche Gedanken du dich einlässt. Wenn du spürst, dass du wieder in Versuchung kommst keine positiven Gedanken zu denken, dann beobachte diese Gedanken und lassen sie einfach an dir vorbeiziehen ohne emotional darauf zu reagieren. Du wirst merken je mehr du dich darauf konzentrierst, desto schneller gewöhnst du dir diese Gedanken, die dir nicht gut tun, ab und suchst keine Bestätigung im Außen. Dadurch gewinnst du viel mehr Kraft und bewahrst deine Energie für deine Familie, Hobbies oder Arbeit auf. Wenn du feststellst, dass du sehr „labil" bist und aus deiner Balance gekommen bist, dann versuche rechtzeitig die „Notbremse" zu ziehen und dich mit den Themenzu beschäftigen, die dich in diesen Zustand versetzt haben. Erst wenn du aus deiner Harmonie geraten bist, bist du von außen schneller angreifbar. Durch innere Stabilität machen dir die äußeren Umstände nicht zu schaffen, da du dann damit gut umgehen und diese Umstände an dir vorüberziehen lassen kannst, bis ein neues, gutes Ereignis eintritt. Denn das wird sehr schnell passieren, wenn du dich nicht auf die Probe stellen lässt.

2.3.4 Höre auf dein Herz

Vorhin haben wir bereits darüber gesprochen, was dich glücklich macht. Kennst du womöglich solche Gedanken und die Annahme, dass dich Wohlstand und Sicherheit glücklich machen und wenn du alles hast, es dann doch gar nicht bist? Natürlich benötigt jeder Mensch eine gewisse Sicherheit, um zu überleben. Dazu zählt das Grundbedürfnis, gut mit Nahrung und einem Dach über dem Kopf versorgt zu sein. Brauchen wir jedoch die vielen Luxusartikel in unserem Leben? Müssen wir alles erreicht haben, sodass wir nach außen gut da stehen? Hier meine ich vor allem die teuren Autos oder die Traumvilla als Statussymbol. Schaue, was für dich alleine gut ist und nicht, was andere Familien oder Nachbarn haben. Mir ist bewusst, dass wir uns nach dem orientieren, was wir kennen oder sehen. Deutschland ist ein reiches Land, aber sicherlich nicht das Glücklichste. Es ist gar nicht so einfach sein wahres „Ich" zu finden in Zeiten der Unruhe oder Schnelllebigkeit. Versuche es trotzdem! Tief in deinem Herzen spürst du, wer du genau bist und was dich glücklich macht. Denn jeder Mensch hat einen göttlichen Funken in sich, der nur zum Vorschein kommen muss. Ich kenne das, wenn das Herz genau weiß, was es will, jedoch der Verstand immer wieder dazwischen funkt. Hier gibt es einen weisen Spruch, der wie folgt lautet: „Höre auf dein Herz, denn es schlug schon, bevor du denken konntest". Und dieser Satz ist so richtig! Wenn ich mich weg bewege von den vielen Konditionierungen, die ich mir über Jahre hinweg angeeignet habe, dann bröckelt die Außenfassade des „falschen Ichs" nach und nach ab, sodass mein wahres „Ich" zum Vorschein kommt. Jetzt darf jeder von uns wieder neu beginnen, egal wie alt wir sind. Rufe deine Träume wieder in dein Leben und setze sie in die Realität um! Was wolltest du schon immer einmal werden oder machen? Jetzt kannst von neuem beginnen! Und bitte komme nicht mit der Ausrede, dass es jetzt zu spät ist und du dir ja finanziell das ein oder andere leisten musst. Nein! Es gibt immer Ausreden und immer einen inneren Kritiker der „nein" sagt. Hier sitzen dein Herz und du in der Durchführung am längeren Hebel. Du setzt die Dinge in die Tat um, und wer kennt das nicht im Leben, auch wenn es nur ein einziges Mal war, es hat sich doch immer als richtig erwiesen dem eigenen Herzen zu folgen. Hat sich durch diese Entscheidung nicht immer etwas Tolles dahinter verborgen? Worauf wartest du? Denn genau das lebst du auch deinen Kindern vor! Ist in deinem Leben alles möglich oder schränkst du dich doch ein? Du bist das Vorbild für dein Kind und nach dir richtet sich dein Kind auch, bewusst oder unbewusst. Du kannst auch hier deinem Kind eine neue Herangehensweise an die Hand geben, auch wenn du dies bei deiner Erziehung nicht erlebt hast. Irgendwann ist es immer das erste Mal und sicherlich möchtest du auch nur das Beste für dein Kind. Also los geht's! Folge deinem Herzen bedingungslos! Es ist viel leichter als du vielleicht glaubst. Du musst nur Vertrauen in dich haben!

2.3.5 Du hast dir das Beste im Leben verdient

Wer möchte nicht über sein Leben sagen können, dass es einfach nur wundervoll ist?! Ich weiß viele Menschen denken, dass das Leben kein „Ponyhof" ist. Aber warum denn nicht? Sicherlich gibt es Phasen im Leben, in denen wir „lernen" dürfen und uns vielleicht nicht alles so zufliegt wie es sonst üblich ist. Ich nenne diese Phasen immer „Lektionen". Wenn wir im Leben etwas lernen sollen, dann durchlaufen wir alle gewisse Lektionen, die es zu lösen gilt. Das heißt jedoch nicht, dass wir alles so akzeptieren müssen wie es unser Leben uns zeigt und im Außen spiegelt. Es ist wichtig zu wissen was uns diese „Proben" sagen wollen. Meine Erfahrungen haben gezeigt, dass wir, wenn wir tief unten sind, uns noch stärker und schneller entwickeln. Es kann uns auf verborgene Ängste hinweisen, die wieder hervorgerufen werden und bearbeitet werden möchten. Erst, wenn wir uns dem Thema stellen, können wir von dieser Lektion „erlöst" werden. Das, was im Außen passiert, zeigt uns, auf welches Thema wir aufmerksam werden sollen. Es gibt für mich keine Zufälle. Alles folgt einem Plan, wenn wir bereit dafür sind. Ich denke, dass in uns viele Entwicklungsschritte angelegt sind, die unserem „Ich" gut tun und unser Leben noch viel schöner machen. Aber warum wollen wir diesem Weg nicht vertrauen, wenn wir es doch eindeutig spüren? All diese „Neins" führen uns wieder auf unseren Ursprung, unser Urvertrauen zurück. Dort wurden wir geprägt, vor allem in der Phase unserer Lebenserfüllung. Wir lassen uns in diesen nicht so schönen Phasen regelrecht regieren, da wir nicht mehr sehen, was uns diese Situation eigentlich sagen soll und wir zu beschäftigt mit uns und diesem Thema sind. Wenn wir hier keinen Halt machen und herausfinden, was uns das Ganze sagen soll, dann geht diese Phase sicherlich noch lange weiter oder es kommt die nächste unschöne Situation. Deshalb höre auf dein Bauchgefühl, gegen welche Entwicklung du dich gerade sträubst. Überwinde die alten Prägungen und mache auch aus deinem „Ich" eine 2.0 Version! Erzwinge nichts, sondern folge deinem Herzen und dem „Flow" im Leben. Dann wird dir alles regelrecht zufliegen, was du für dein Glück benötigst! Genau dieser geprägte Anteil in dir, sollte dich zum Nachdenken anregen, was auch dein Kind verdient hat. Möchtest du deine Muster und Ängste weiter auf dein Kind übertragen oder übernimmst du die liebevolle Verantwortung dafür, es zuliebe deines Kindes anders zu machen? Jetzt hast du genau die richtigen Mittel in der Hand, um diese Erkenntnisse und das Wissen in die Praxis umzusetzen. Denke daran: Du, dein Kind und deine Familie haben sich das Beste im Leben verdient! Und es ist doch schön zu wissen, dass dein Kind nicht die gleichen Muster durchleben muss, wie du es einst getan hast. Traue dich einfach! Wir alle müssen oft über unseren Schatten springen, um eine Veränderung und Weiterentwicklung in unserem Leben zu erfahren. JUST DO IT! Dein Mut zahlt sich aus! Wenn du es alleine nicht schaffst, dann gibt es immer Mittel und Wege wie du Unterstützung erfahren kannst. Ich habe beispielsweise damit begonnen, mir durch Bücher Wissen anzueignen und sehr viele davon gelesen. Dort konnte ich mich langsam an die Themen herantasten und lernte mich und mein Leben zu verstehen. Als meine persönliche Entwicklung voran geschritten war, habe ich versucht in mich hinein zuhören und meinem Herzen zu lauschen. Hier habe ich mich besser kennengelernt, meine Prägungen wahrgenommen, sowie Mut und Kraft aufgebracht weitere Entwicklungsschritte zu unternehmen. Nach und nach hat sich das Bild gelichtet und die Puzzleteile wurden zusammengefügt, sodass alles einen Sinn ergab. Sei nicht zu streng mit dir, denn oft brauchen wir eine gewisse Zeit, um herauszufinden, was uns gewisse Lebenssituationen sagen sollen. Aber eines kann ich dir versprechen: Je früher du damit anfängst, desto mehr wird das dein Leben bereichern und die Erfüllung deiner lang ersehnten Wünsche mit sich bringen.

KAPITEL 3

3 Praxistipps

3.1 Womit ich beginnen kann

Das Wort „ALOHA" bedeutet LIEBE und LIEBE bedeutet für mich „**A LIFE OF HA**PPINESS".

Das wichtigste im Leben ist doch die Liebe und diese können wir tagtäglich bei uns selbst, bei unseren Mitmenschen und dem Leben selbst anwenden. Du empfindest vielleicht Liebe zu deinem Partner, deinen Kindern, Eltern, Geschwistern und Freunden oder deinem Haustier. Oder es geht weit aus über dies hinaus und du verspürst Liebe gegenüber der Erde, dem Universum, Gott und vielem mehr. Bei allem solltest du mit der Liebe zu dir selbst beginnen. Wer könnte denn wichtiger sein als du selbst?! Wenn du mit dir im Reinen und in der Balance bist, dann ist es auch deine Umwelt. Deshalb ist es wichtig, dass du dich zunächst mit deiner eigenen Person beschäftigst. Du kannst dich fragen, ob du mit deinem Leben so wie es ist zufrieden und glücklich bist. Wenn du glücklich bist, dann wirkt sich dies auch auf deine Erziehung und dein Familienleben aus. Hier kannst du grundsätzlich nur gewinnen. Für viele Eltern steckt jedoch eine „harte" Arbeit dahinter auf diesen Weg zu kommen. Nicht jeder möchte sich mit seinen Prägungen auseinandersetzen. Aber weißt du was? Der Aufwand lohnt sich, da du dauerhaft davon profitieren und dich selbst besser kennenlernen wirst. Dauerhaft glücklich sein ist doch schon Ziel genug! Wenn du dich nicht so gut analysieren kannst, wo was her kommt, dann beginne einfach dich in die Thematik einzulesen, zu meditieren oder mit einem Psychologen zu sprechen. Es führen verschiedene Wege nach Rom. Das Wichtigste aus meiner Erfahrung ist, dass du die Entscheidungen so triffst, dass sie deinen Herzenswünschen nahe kommen. Falls du merkst, dass sich auch hier dein Verstand wieder einmal wehren sollte, dann stelle dich deinen Ängsten und baue diese ab! Nichts kann vom Gefühl größer sein, als deinen Herzensweg zu gehen. Wenn die Ängste oder Unsicherheiten überwunden sind, dann kannst auf deiner Welle des Glücks durchstarten! Gemäß dem Spruch: „The sky is the limit"! Um dir das Wichtigste zu vermitteln, wo du in welcher Entwicklungsstufe deines Kindes zu einer erfolgreichem Verlauf beisteuern kannst, habe ich diese in drei Abschnitte aufgeteilt.

3.1.1 Vor der Schwangerschaft

Gerade vor der Schwangerschaft hast du viel Zeit dich in Themen einzulesen und dich zu informieren. Deshalb nutze bitte die Zeit, um dich mit deinem eigenen Leben auseinanderzusetzen. Sicherlich kannst du dir vorstellen, dass nach der Geburt eines Kindes erstmal nicht so viele Gelegenheiten kommen werden, um dich in Ruhe mit dir selbst zu beschäftigen, da dein Kind dich jetzt mehr denn je braucht. Vor allem, wenn du dich das erste Mal mit "deinen" Themen beschäftigst. Um sich und viele Zusammenhänge zu verstehen, können Wochen, Monate oder auch Jahre vergehen. Das soll dich jedoch nicht abschrecken! Beginne sobald wie möglich damit! Je früher, desto besser! Tue deinem eigenen

„ICH" und deinem Kind einen großen Gefallen, da sie eine bessere Lebensqualität erhalten werden. Sich mit seiner eigenen Kindheit zu beschäftigen, ist enorm wichtig, wenn du das Gefühl hast, dass in deinem Leben nicht alles so läuft, wie du es dir wünschst. Nach meiner Erfahrung ist es ein Geschenk gut über sich und seine Verhaltensweisen Bescheid zu wissen, bevor du schwanger wirst. So wird dir deine Schwangerschaft mehr Freude bereiten und auch die Zeit nach der Geburt wird viel einfacher für dich. Mir wurden meine ersten Ängste genommen, als ich mich mit Erziehungsthemen auseinandergesetzt habe, da niemand von vornherein wissen kann, was die sinnvollste Erziehungsmethode überhaupt ist. Du kennst das - jeder Mensch wurde anders erzogen. Und trotzdem wissen wir vielleicht nicht, was richtig oder falsch bei der Erziehung ist, da wir es vielleicht ganz anders wahrgenommen und erlebt haben. Natürlich wird deine Intuition dir den richtigen Weg zeigen, vorausgesetzt du kannst dein Bauchgefühl wahrnehmen und danach handeln. Damit der Verstand uns hier nicht immer in die Quere kommt, ist es immer gut sich ein wenig Wissen anzueignen. Danach können wir dann ganz entspannt unserer Intuition mit einer Portion Vertrauen und Mut folgen, da wir von hier an schon etwas gefestigt sind. Wir können es jedoch kaum schaffen in der kurzen Zeit der Schwangerschaft uns alles Fachwissen auf einmal anzueignen. Ich bin auch der Meinung, dass wir dann zu viele Informationen aufnehmen und die Vorfreude schwindet, da wir ständig im Kopf anstatt im Herzen mit uns und der neuen Situation beschäftigt sind. Und glaube mir, dass erst die Schwangerschaft in dein Leben tritt, wenn du von

Herzen „ja" zu dieser Entscheidung gesagt hast. Ohne„Wenn und Aber"! Ängste kommen und gehen und sobald sie Überhand gewinnen und du nicht deinem vorhergesehenen Weg zum Glücklich sein folgst, kommt es auch nicht. Du wirst dann zunächst mit anderen „Baustellen" in deinem Leben konfrontiert, da du deinen Herzensweg nicht gehen willst. Also tue etwas dafür, dass das Glück in dein Leben Einzug hält!

3.1.2 Während der Schwangerschaft

Da du kennengelernt hast, dass Prägungen in der Kindheit entstehen, möchte ich nochmal näher auf die Schwangerschaft und die Zeit danach eingehen. Bereits mit der Zeugung nimmt das Lebewesen im Bauch einer schwangeren Frau alles wahr. Auch, wenn wir denken mögen, dass die Schwangerschaft keinen Einfluss auf das kommende Leben des Kindes hat, liegen wir falsch. Vom ersten Moment an achten wir auf eine gesunde Ernährung und befolgen Tipps, die zu einer guten Schwangerschaft beitragen, damit sich das Kind körperlich und geistig gut entwickelt. Es ist bekannt, dass sich in den ersten Schwangerschaftswochen die Organe des Embryos bilden. All das weist schon darauf hin, dass das Baby im Bauch der Mutter sehr wohl alles mitbekommt. Das Allerwichtigste für dich zu wissen ist, dass, wenn es dir als Mutter gut geht, es dem Kind in deinem Bauch auch gut geht. Am Anfang kommen sowieso nach der Feststellung der Schwangerschaft gefühlt tausend Themen auf dich zu. Hier ist es zunächst wichtig, dass du dir vertraust, das alles mit deinem Partner meistern zu können. Ich kann euch trösten - ihr seid nicht die ersten Menschen, die ein Kind erfolgreich auf die Welt bringen und ein glückliches Familienleben führen. Vertraue deiner Intuition, sowohl in der Schwangerschaft, als auch bei der Erziehung. Meiner Ansicht nach ist es jedoch ein großer Vorteil sich bei bevorstehenden Themen gut einzulesen, um sich die Zweifel zu nehmen und gut informiert zu sein. Das hat mir zumindest geholfen entspannt in die Schwangerschaft zu gehen und eine gewisse Vertrauensgrundlage zu schaffen. Darüber hinaus können trotzdem immer wieder kleine Ängste, bezogen auf die Zukunft auftreten, da du in eine völlig neue Lebenssituation kommst und vielleicht eine der größten und schönsten Veränderungen in deinem Leben mitmachst. Freue dich, dass dein Herzenswunsch endlich wahr wird und lasse nicht deine alten, geprägten Ängste über dich siegen! Genau hier werden wir noch einmal stark geprüft, ob wir mit uns und unseren Prägungen im Reinen sind. Denn jetzt erschaffen wir selbst neues Leben und sind sozusagen Schöpfer. Das birgt immense Chancen für dein Leben und der Erschaffung einer neuen Generation! Je mehr Ängste und Sorgen du hast, desto mehr wird es sich auf deine Schwangerschaft auswirken. Warum wollen vielleicht Babys früher aus dem Mutterleib, wie bei einer Frühgeburt oder du fühlst dich während der Schwangerschaft nicht wohl? Den größten Einfluss stellt deine Psyche dabei dar! Es gibt nichts Schöneres im Leben ein Kind auf die Welt zu bringen und sein eigen Fleisch und Blut in den Händen zu halten. Beobachte während der Schwangerschaft deine Gefühle und Gedanken und beeinflusse sie positiv! Mir hat es zusätzlich geholfen mich sicherer zu fühlen, indem ich gebetet habe. Vertraue während der Geburt auf deinen Körper, dass dieser schon weiß was zu tun ist und vertraue vor allem deinem Baby! Auch ein Baby weiß genau was zu tun ist – das ist unsere wunderbare Natur! Mit diesem Gefühl der inneren Ruhe und Vorfreude habe ich die Geburt meines Kindes erlebt. Auch hier können wir durch unsere Gedanken unseren Weg und unsere Erlebnisse beeinflussen. Falls du durch ein Lied entspannen kannst, nutze es am besten auch während der Geburt! Ich bin mir sicher, dass hierbei dein Gemütszustand positiv beeinflusst wird. Mache auch Dinge in der Schwangerschaft bei denen du als Mutter Spaß hast. Genau das spürt das Baby und ist ebenfalls glücklich. Mir hat das Schwangerschaftsyoga riesige Freude bereitet, da ich dadurch mehr zur Ruhe kam und Kontakt mit meinem Kind aufgenommen habe. In diesem Zusammenhang findet auch gleichzeitig eine Meditation statt. Dies kannst du natürlich auch ohne Yogakurs bei dir zuhause mit oder ohne CD, App, etc. durchführen. Suche hier Meditationen, die dich persönlich beruhigen und somit auch dein Kind. Ich habe es auch schon immer geliebt auf Reisen zu gehen und habe dies auch während der Schwangerschaft in möglichen Umfang getan und als großes Glücksgefühl wahrgenommen. Finde deinen eigenen persönlichen Weg, der dich glücklich macht! Es gibt so viele Dinge, die du trotz deiner Schwangerschaft tun kannst. Nutze die Zeit des Mutterschutzes noch einmal für dich persönlich und freue dich auf die baldige Ankunft deines kleinen Sprösslings. Diese ruhige Zeit wird nach der Geburt erstmal weniger werden. Falls du deinem Baby im Bauch noch etwas Gutes tun möchtest, dann lies ihm positive Bücher auch während der Schwangerschaft vor. Es gibt beispielsweise Bücher über Liebe, um dem kleinen Krümel zu sagen, dass ihr als Eltern das Baby bereits jetzt schon liebt und euch riesig auf ihn freut. Das Baby spürt deine Liebe und Fürsorge und freut sich, dass es willkommen ist. Auch mit Liedern kannst du deinem Baby eine Freude bereiten. Wähle Lieder z.B. durch eine Spieluhr, die du deinem Kind später auch vorspielen möchtest. Dann ist der Wiedererkennungswert umso größer. Ein weiterer Faktor, wie beispielsweise die Geburtsvorbereitung, spielt für dich als Mutter und für dein Kind eine sehr wichtige Rolle. Hier meine ich nicht den üblichen Geburtsvorbereitungskurs, was dir mit Sicherheit sehr viel bringt, um Fragen zu klären und wichtige Informationen zu erhalten. Ich meine vielmehr die Einstellung zum Thema Geburt. Was verbinde ich als Frau mit dem Thema Geburt? Habe ich Angst davor? Ist es für dich in dieser Situation normal Schmerzen zu empfinden? Vielleicht beantwortest du jetzt die eine oder andere Frage mit „ja". Aber warum tust du das? Womöglich bist du durch keine positiven Erzählungen oder Erfahrungen geprägt oder hast einfach nur dieses Gefühl in deinem Unterbewusstsein gespeichert. Es war früher zu einer besonderen Zeit nicht üblich, wenn man in die Geschichte zurückblickt, dass Frauen während der Geburt Schmerzen empfunden haben. Hier vertrauten die Frauen sich selbst, ihrem Körper, dem Baby, der Natur und der göttlichen Fügung. Die Geburt sah man als etwas Natürliches an ohne dabei Angst oder ähnliches zu empfinden. Durch eine entspannte Haltung, positiven Gedanken und dem Vertrauen in sich und den eigenen

Körper wurde die Geburt als sanft, leicht und wunderschön wahrgenommen. Es kann ja nicht sein, dass Mutter Natur uns diese Große Ehre als Frau erteilt Schöpfer und Gebärer sein zu dürfen und wir dafür mit Schmerzen „bestraft" werden. Macht das Sinn? In der Tierwelt kommen die Kleinen auch einfach so zur Welt ohne, dass die Mutter Qualen erleidet. Die Schöpfung sieht hier eine andere Aufgabe für uns Frauen vor! Wir sind es selbst, die uns diese Schmerzen zufügen. Wenn wir Angst haben, wird Stress ausgelöst und dadurch verkrampft sich alles in unserem Körper, obwohl dieser für die Geburt entspannt sein sollte. Kein Wunder, dass es dann weh tut. Früher, in der Zeit als die Frau verpönt und als minderwertig angesehen wurde, liefen die Geburten weitaus unmenschlicher ab. Diese Vergangenheit liegt in den Frauen immer noch verankert und heutzutage, obwohl es uns in der westlichen Welt an nichts fehlt, beschäftigen wir uns zu wenig mit diesem Thema. Auch hier akzeptieren die meisten Frauen, dass die Geburt ebenso ist wie sie ist und es in Kauf nehmen mit Schmerzen und einer womöglich traumatischen Geburtserfahrung zu leben. Oder viele entscheiden sich sofort für eine Narkose, um sich der Aufgabe als Gebärende, nämlich durch Vertrauen alles meistern zu können, nicht stellen zu müssen. Ist das gesund für dein Baby? Möchtest du dein Baby nicht unterstützen, dass es so schnell und einfach wie möglich, dass Licht der Welt erblickt? Unter einer Narkose spürst du viel zu wenig, um dein Baby natürlich herausschieben zu können und diesem kleinen Geschöpf damit den Weg in die neue Welt zu erleichtern. Mit einer Narkose wird auch der Geburtsprozess verlängert. Bei einem Kaiserschnitt fehlt dem Baby die natürliche Geburtserfahrung. Es wird immer Ausnamesituationen geben, wo ein Kaiserschnitt nicht vermieden werden kann, wenn das Baby oder die Mutter in Gefahr sind. Vielleicht kannst du dir gar nicht vorstellen, wielange so eine Geburtserfahrung in dir verankert bleibt. Du wirst durch eine Geburt ebenso neu als Mutter geboren, und in dir werden durch den Geburtsvorgang einige Aufgaben, die du vielleicht in deiner eigenen Kindheit erlebt hast und dadurch geprägt wurdest, widergespiegelt. Es ist nicht nur der reine „Prozess", sondern die Geburt ist zunächst für dich als Mutter eine extrem wichtige Erfahrung für deine psychische Entwicklung und die deines Babys. Erlebt das Baby während der Geburt ein für sich spürbares Trauma, wie ein Steckenbleiben oder ähnliches, dann wird sich dies im Lauf seines Lebens bemerkbar machen. Alles, von der Zeugung bis zur Vollendung des 7. Lebensjahres, spielt eine enorme Rolle für eine gute Entwicklung des Kindes. Ich weiß, niemand kann perfekt sein, jedoch ist es so, dass das Kind durch vermehrte negative Erfahrungen im Mutterleib, bei der Geburt oder während der Kindheit ganz schön als Erwachsener zu knabbern hat, um das eigene Leben positiv zu leben. Erleichtere es deinem Kind, indem du das ein oder andere bereits durch dein Wissen umsetzen kannst. Du hast es dir verdient eine sanfte, leichte und schöne Geburt zu erleben! Warum schränken wir uns selbst immer so ein? Alles ist durch die Gedankenkraft möglich, wirklich alles!! Auch ich habe zunächst zu Beginn der Schwangerschaft gedacht, dass ich das nicht so schöne Geburtserlebnis hinnehmen muss. Zum Glück habe ich mich im Verlauf immer wieder gefragt, warum das eigentlich so

44

sein muss. Gibt es nicht Möglichkeiten, damit eine Geburt durch Gedankenkraft auch einfacher wird? Nach kurzer Suche bin ich auf die Methode des sogenannten „Hypno-Birthings" gestoßen, was sich für mich als unheimlicher Segen herausstellte. Hier wurde ich fündig, dass ich ein tolles Geburtserlebnis haben darf und habe mir zunächst das Buch dazu geholt. Interessanterweise wurde ich im Laufe der Zeit von mehreren Personen angesprochen, ob ich HypnoBirthing kenne. Und da war es wieder – das Universum hat mir Zeichen geschickt, dass ich auf dem richtigen Weg bin. Bis zu meinem Urlaub und Mutterschutz habe ich das Buch vollständig gelesen. Als ich dann zuhause war, konnte ich mich ganz auf die Übungen mit CD und auf einen Online Schnupperkurs einlassen. Wir brauchen schon einige Zeit, um unser Unterbewusstsein wieder in eine andere positive Richtung zu steuern. Die Grundregel lautet hier mindestens 21 Tage. Ich selbst habe erst nach fast täglicher Anwendung die Verankerung nach ca. 4- 6 Wochen in mir vermehrt gespürt. Erst dann konnte ich annehmen, dass ich keine Angst vor dem Tag der Geburt haben muss, sondern mich darauf freuen kann, da ich mir in Gedanken eine freudvolle, sanfte, leichte und schöne Geburt vorstellte. Ich praktiziere schon seit vielen Jahren die Einstellung des positiven Denkens und selbst ich habe dieses Ereignis als eine große Herausforderung angesehen und habe meine Zeit gebraucht, um zu glauben, dass es anders gehen kann. Nicht nur diese Übungen haben mir persönlich geholfen meine Angst abzulegen, sondern auch die Verbindung zur geistigen Welt. Ich habe mich dadurch geborgen gefühlt und wusste, dass jeder Mensch göttlich ist und es verdient hat seine persönlichen positiven Lebenserfahrungen machen zu dürfen, wenn wir an uns glauben! Wenn wir uns unseren Themen annehmen und auf eine Veränderung einlassen und hierbei die Verantwortung tragen, wird es in unserem Leben Realität. Es liegt an dir, ob du eine positive, sanfte und leichte Geburt erleben möchtest. Glaube an dich und tue dir und vor allem deinem Baby den Gefallen! Es wird dir dankbar sein mit einem positiven Gefühl in der neuen Welt willkommen geheißen zu werden.

3.1.3 Während der Geburt

Wenn die Zeit der Geburt gekommen ist, dann versuche ruhig, gelassen und entspannt zu bleiben. Es ist das Natürlichste der Welt, und du schaffst das durch deine positive Einstellung dazu mit Bravour! Du bist dein Fels in der Brandung: Stabil, sicher und in Balance! Du kannst sehr viel mit deiner Atmung beeinflussen. Am besten du suchst dir geeignete Positionen, bei denen du während der Wellen, sogenannte Wehen, entspannen kannst und unterstütze dies mit deiner Atmung und einer Entspannungsmusik. Diese kannst du entweder im Hintergrund oder durch ein MP3 Player beispielsweise abspielen. Damit kannst du dich tief entspannen und durch deinen Atem die Wellen besser verarbeiten. Durch die Bauchatmung im HypnoBirthing kannst du die Anfangswellen gut meistern. Wenn du das Meer liebst, dann eignet sich hierbei die Vorstellung einer Welle sehr gut, bei dieser am Ende eine Lotusblüte ihre Blätter entfaltet. Die Lotusblüte steht hier für die Öffnung des Muttermundes. Es ist wichtig, dass du während des ganzen

Geburtsverlaufs entspannt bist, positiv in deinen Gedanken bleibst, dir und deinem Körper vertraust und loslassen kannst, damit sich die Geburt völlig sanft und leicht entfalten kann. Wenn du in Hektik gerätst oder Angst verspürst, dann atme tief ein, um den Kreislauf zu unterbrechen, sodass du schnell wieder ins Positive kommen kannst. Hier kann auch dein Partner eine gute Stütze sein, wenn dieser dich immer wieder an deinen positiven Anker erinnert. Oder du sprichst innerlich diese tolle Affirmation: „Ich vertraue mir, meinem Körper, der Natur, meinem Baby und der geistigen Welt." Alternativ finde ich diese Affirmation auch sehr schön: „Ich vertraue mir und meinen positiven Gebärkräften" oder „Alles ist gut". Wenn es in die Endphase der Geburt geht, dann wende auch hier die Atemtechnik des HypnoBirthing an, bei der du das Kind durch deinen Atem langsam hinausschiebst. Hier kannst du dir ein „J" vorstellen, damit das Baby besser durch den Geburtskanal kommt. Mir hat es zudem enorm geholfen, zu wissen, dass die geistige Welt bei mir ist und mich bei diesem wunderschönen Ereignis unterstützt. Dies hat in mir Gelassenheit und Vertrauen ausgelöst. Ich wusste, dass ich die Geburt mit ihrer Unterstützung toll meistern werde und dadurch eine der freudvollsten Erfahrung in meinem Leben haben darf. Das Wichtigste ist, dass du die Geburt als etwas Positives erlebst und du als Mutter glücklich und zufrieden bist. So schaffst du eine starke Bindung zwischen dir und deinem Kind. Eine angenehme Geburt ist für das Baby der beste Grundstein, den du für seine Entwicklung legen kannst.

3.1.4 Nach der Geburt

Ich gratuliere dir! Jetzt ist dein wohlersehntes Babyglück da! Ein Wunder der Schöpfung! Genau jetzt beginnt die Kindererziehung mit den wertvollen Tipps, die du in den vorherigen Kapiteln erhalten hast. Ich hoffe, du konntest die wichtigsten Informationen für dich mitnehmen und deine Erziehungsmethode herausfinden, sodass du mit einer Portion Enthusiasmus jetzt an die Umsetzung gehen kannst. Denke daran, dass nichts perfekt sein muss. Du brauchst jetzt erst einmal Zeit dich mit der neuen Situation und dem neuen Erdenbürger anzufreunden. Das kann schon mal ein paar Monate dauern! Wichtig ist immer nur, dass du das Beste aus dir herausholst und deinem Kind mit viel Liebe und Geborgenheit begegnest. In der Psychologie sind die ersten drei Jahre die Prägendsten, was sich bis zu einem Alter von ca. 7 Jahren ausdehnen lässt. Erst dann steht das Kind auf „eigenen Beinen" und die Prägungsphase ist zum großen Teil abgeschlossen. Diese Jahre werden mitunter darüber entscheiden, wie dein Kind sein Leben angeht und wie es mit gewissen Lebenssituationen umgeht. Hier helfen uns die 7 Chakren, die sogenannten Energiepunkte im Körper, zur Unterstützung einer positiven Erziehung. Bis zum Alter von 7 Jahren spielen diese vorrangig eine Rolle, sodass sich ein Kind gut entwickelt und dabei gestärkt wird. Im ersten Lebensjahr liegt der Fokus auf dem Wurzelchakra. Dieses Chakra ist ebenso am Ende der Schwangerschaft bereits aktiv. Hier findet die Prägung von Urvertrauen, Lebenswille, die Verbindung zur Natur sowie der Stabilität statt. Wenn das Kind im Wurzelchakra während seiner Erziehung hierbei Defizite erfährt, dann können später z.B. Existenzängste und Misstrauen gegenüber dem Leben entstehen. Du kannst dies vermeiden, wenn du als Elternteil das Baby bedingungslos liebst, nicht schreien lässt und es annimmst, ohne dass es dafür etwas leisten muss. Das "Schreien lassen" kann zur Schädigung des Urvertrauens führen, das Bindungsverhalten negativ beeinflussen sowie Ängste auslösen. Vor allem du als Mama oder Papa kannst hier einen großen Beitrag leisten, wenn du für dein Baby da bist, damit ein gesundes Urvertrauen in ihm angelegt wird. Die Vermittlung von Sicherheit, Geborgenheit und Schutz haben hier größte Priorität, sodass das Baby keine Ängste entwickelt und es sich auf die Erziehungspersonen verlassen kann. Am besten nimmst du dein Baby viel in den Arm, berührst es und lässt viel Nähe zu. Das Sakralchakra liegt im zweiten Lebensjahr im Fokus mit der Thematik, dass das Kind seine Emotionen auszudrücken lernt und Sinnlichkeit erfährt. Hierbei benötigt das Kind viele Streicheleinheiten, um ein gutes Gefühl zum eigenen Körper zu entwickeln. Als Elternteil sollten wir das Kind seine neu erfahrbaren Gefühle ausleben lassen. Es kann eine Blockade entstehen, wenn du dem Kind nur bei positivem Verhalten zugeneigt bist. Dabei kann dann im Erwachsenenalter das Problem entstehen nicht richtig mit seiner Gefühlswelt zurecht zu kommen. Es fehlt der Person dann meist an Empathie und Sensibilität. Wenn das Kind all seine Emotionen ausprobieren kann und es dabei liebevoll angenommen wird, spielen die sogenannten „negativen" Gefühle wie Wut oder Zorn keine übergeordnete Rolle. Das dritte Lebensjahr widmet sich vermehrt dem Nabelchakra oder auch Solarplexus genannt. Hier liegt der zentrale Punkt seine Macht und damit seine Persönlichkeit mit den eigenen Fähigkeiten auszutesten. Nimm dein Kind hierbei ernst und sei nicht zu streng, sodass keine Blockade in diesem Chakra entsteht. Dein Kind könnte sonst später dazu neigen die Macht an sich zu nehmen oder zu angepasst zu sein. Am besten du lässt dein Kind seine eigenen Erfahrungen machen, dazu gehört auch die Überschreitung von Grenzen. Wenn du dein Kind wahrnimmst ohne, dass es z.B. brav oder aggressiv sein muss, hat dein Kind ein gutes Gefühl etwas zu bewirken und muss nicht etwas vorgeben, was es nicht ist, um etwas zu bekommen. Dadurch entsteht ein gutes Selbstwertgefühl etwas aus eigener Kraft zu schaffen und so wie man ist auch angenommen zu werden. Die Ausprägung des Herzchakras wird im 4. Lebensjahr intensiviert. Mitgefühl, Toleranz und sich selbst wertschätzen werden hier ihren Ausdruck finden. Deshalb lernt das Kind sich hier in andere Menschen hineinzufühlen und empfindet in diesem Lebensjahr eine große Liebesbedürftigkeit, die es zu erfüllen gilt. Entstehen in diesem Chakra Defizite, dann wird es dem Kind bzw. später dem Erwachsenen schwer fallen Liebe anzunehmen oder anderen Menschen Liebe zu geben. Das fünfte Chakra nennt man Halschakra, was sich im 5. Lebensjahr stärker entwickelt. Hier geht es um die Kommunikation sowie die Entwicklung der Sprache. Förderung erfährt dein Kind hierbei, indem du den Erzählungen lauschst, selbst etwas erzählst oder Diskussionen anregst. Das Kind lernt damit sich auszudrücken und die Körpersprache kennen. Eine Weiterentwicklung des

Stirnchakras findet im 6. Lebensjahr statt. Hierbei bildet sich die eigene Intuition aus, das sogenannte dritte Auge. Hier sitzt die Seele und bei diesem Chakra beschäftigen wir uns mit der inneren spirituellen Führung und lernen unserem Bauchgefühl Vertrauen zu schenken, klar zu sehen sowie unserer Fantasie freien Lauf zu lassen. Es gibt hellsichtige Menschen, zu denen auch dein Kind gehören kann. Bitte unterstütze es hierbei und rede nicht die Fähigkeiten deines Kindes ab. Im Leben gibt es mehr als die rationale Welt. Schenke dir und deinem Kind ein wenig Vertrauen und lasse die Spiritualität zu. Im 7. Lebensjahr wird das Kronenchakra lebendiger. Kinder fragen in dieser Lebensphase oft nach dem Sinn des Lebens und beschäftigen sich mit spirituellen Themen wie Gott oder dem Universum. Gehe auf dein Kind ein, wenn es den Wunsch verspürt spirituelle Erfahrungen zu machen. Dies könnte ein Kirchenbesuch oder ähnliches sein und hängt davon ab, wie spirituell du selbst ausgerichtet bist und was du deinem Kind weitergeben oder ans Herz legen möchtest. All das zeigt uns, dass du den Grundstein für das Leben deines Kindes legst. Das nenne ich doch mal eine stolze Aufgabe! Ich bin davon überzeugt, dass du die Tipps super umsetzen kannst und immer wieder, wenn etwas aus dem Ruder laufen sollte, hier nachschlagen wirst. Darüber hinaus gibt es jederzeit externe Ansprechpartner, die als Psychologe, Berater, Coach oder Therapeut agieren. Ich finde es klasse, dass wir in einer Gesellschaft leben, wo wir Hilfe anfordern und annehmen dürfen und es uns nicht unangenehm sein muss. Es ist dein Leben – mache das Beste daraus und suche solange nach Antworten, bis du eine Lösung gefunden hast!

Das Glück will auch zu DIR – nutze DEINE Chance!

3.2 Was Kinder stark macht

In den vorherigen Kapiteln konntest du kennenlernen, was
du persönlich zu einer liebevollen und erfolgreichen Erziehung beitragen kannst. Als Erziehungs- und Entwicklungsberaterin ist meine Empfehlung, dass du dich zunächst als
Elternteil reflektierst, was du von deinen Eltern in der Kindheit übernommen hast. Dein eigenes Kind ist dein Spiegelbild und sagt somit über jeden Elternteil und dessen Verhalten etwas aus. Wenn dir deine eigenen
Entwicklungsschritte bewusst sind und du deine Themen
aus der Vergangenheit bereinigst, kannst du ein positives
Bindungs- und Erziehungsverhalten gegenüber deinem
Kind aufzeigen. Aus meiner Erfahrung als Schlafcoach für
Babys und Kleinkinder sollten Babys zudem nicht schreien
gelassen werden, da dieses Schreien auf ein Bedürfnis des
Kindes hinweist, was sich wiederum, wenn es nicht befriedigt wird, auf das Urvertrauen negativ auswirken kann.
Auch im Bereich Baby-/Kleinkindschlaf schleichen sich oft
unbewusst Angewohnheiten ein, die es zu lösen gilt, damit
das Baby oder Kleinkind das Schlafen wieder als etwas
Schönes und Entspanntes wahrnimmt und die Eltern auch
für sich wieder mehr Schlaf und Zeit für Zweisamkeit erfahren. Bei bereits bestehenden Prägungen bei deinen Kindern oder dir selbst ist eine tägliche Achtsamkeitsmedita-
tion zu empfehlen, die in Zusammenwirkung mit einer
Psychotherapie zur Auflösung dieser Prägungen führen
kann. Darüber hinaus empfehle ich dir alternativ für dein

Kind ab dem Vorschulalter ein Kinder- und Jugendcoaching wahrzunehmen, damit das Kind aus sich heraus stärker und selbstbewusster wird. Nicht jeder Elternteil kann sofort seine persönlichen Prägungen auflösen und das dadurch erlernte neue Verhalten im gleichen Moment auf das eigene Kind übertragen. Deshalb ist es bei einem Coaching möglich, durch gewisse Methoden Blockaden zu lösen, vorausgesetzt es liegt bei deinem Kind kein Krankheitsbild vor. Dein Kind lernt hier sein Selbstvertrauen zu stärken, Motivation zu erfahren und Lebensfreude zu empfinden. Dies sind gute Grundvoraussetzungen, damit dein Kind zu einem glücklichen, positiven und lebensbejahenden Menschen mit innerer Stärke heranwächst.

KAPITEL 4

4 Mein Herzenswunsch

Liebe Eltern und Erziehungsberechtigte,
es ist mir ein großes Anliegen euch all meine Kenntnisse zum Thema Erziehung weitergeben zu können, damit ihr einen entscheidenden Unterschied in der Erziehung eures Kindes machen könnt. Lasst uns eine neue Generation ins Leben rufen, die positiv durch uns geprägt wird, ohne große Hürden im Laufe des Lebens aufzubauen, die oft erst wieder abgebaut werden können, wenn man sich mit seiner Psyche und den entsprechenden Prägungen auseinandersetzt. Das können viele Jahre sein, die wir für unsere Psyche aufwenden müssen, um sie wieder ins Gleichgewicht zu bringen. Möchtet ihr das wirklich für euer Kind bzw. eure Kinder oder ist es vielleicht doch besser an den Themen zu arbeiten, auch wenn es Zeit und Energie in Anspruch nimmt? Tut dies nicht nur für euer Kind, sondern auch für euer Leben, da ihr das Spiegelbild eures Kindes seid! Wäre es nicht schön, wenn wir durch uns eine liebevolle, empathische, sichere und positive Welt erschaffen, indem wir an uns und mit unseren Kindern arbeiten? Wenn der Geist bzw. die Psyche glücklich ist, dann sind wir auch körperlich gesund und haben viel mehr Kraft unser Leben zu genießen, da wir alle Lektionen meistern und ein positiver Fluss entsteht. Genau das sagt der Titel dieses Buches: „ **A** **L**IFE **O**F **HA**PPINESS" – erschaffe dir dein Leben voller Glück und Zufriedenheit! Mit dieser Lektüre gebe ich euch ein Nachschlagewerk an die Hand, sodass ihr jederzeit schnell,

kurz und bündig auf die wichtigsten Themen zurückgreifen könnt. Denn wir wissen, dass die Welt sowie die Gesellschaft schnelllebig ist und uns oft die Zeit fehlt, vor allem als Familie, sich mit sich oder dem Kind in der Tiefe auseinanderzusetzen. Fokussiert euch auf die wichtigen Dinge und lebt das wunderbare Leben, das ihr euch immer gewünscht habt und auch für eure Kinder in der Zukunft wünscht!

ALOHA– alles ist Liebe!
Eure Stefanie

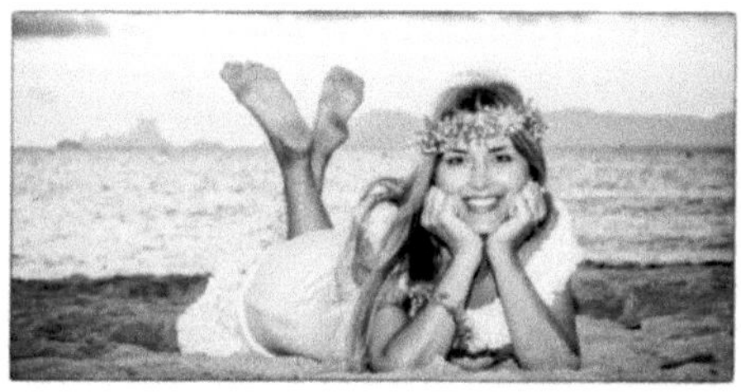